BEI GRIN MACHT SICH IHR WISSEN BEZAHLT

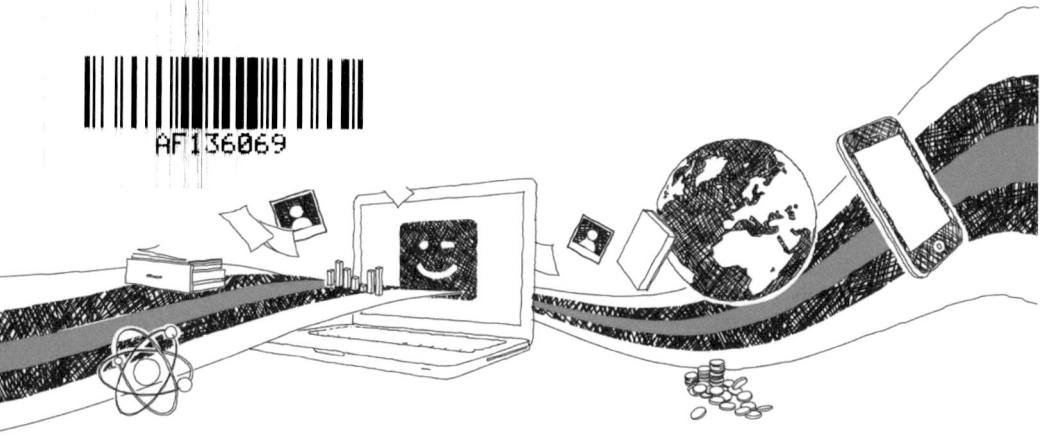

AF136069

- Wir veröffentlichen Ihre Hausarbeit,
  Bachelor- und Masterarbeit

- Ihr eigenes eBook und Buch -
  weltweit in allen wichtigen Shops

- Verdienen Sie an jedem Verkauf

Jetzt bei www.GRIN.com hochladen und kostenlos publizieren

Tattoo-Farben-Verbot in Deutschland. Welche Faktoren rechtfertigen dieses Verbot?

Florian Scharfen

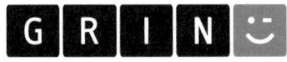

Bibliografische Information der Deutschen Nationalbibliothek:

Die Deutsche Nationalbibliothek verzeichnet diese Publikation in der Deutschen Nationalbibliografie; detaillierte bibliografische Daten sind im Internet über http://dnb.d-nb.de abrufbar.

ISBN: 9783346834768
Dieses Buch ist auch als E-Book erhältlich.

Druck und Bindung: Books on Demand GmbH, Norderstedt Germany
Gedruckt auf säurefreiem Papier aus verantwortungsvollen Quellen

Das vorliegende Werk wurde sorgfältig erarbeitet. Dennoch übernehmen Autoren und Verlag für die Richtigkeit von Angaben, Hinweisen, Links und Ratschlägen sowie eventuelle Druckfehler keine Haftung.

Das Buch bei GRIN: https://www.grin.com/document/1333670

Tattoo-Farben-Verbot nach EU-Richtlinien in Deutschland

Welche Faktoren rechtfertigen das Tattoo-Farben-Verbot nach der REACH-Verordnung der EU in Deutschland?

Zentrum für Akademische Weiterbildung
Technischen Hochschule Deggendorf

Prüfungs- und Studienarbeit (PStA)
Studiengang Master Berufspädagogik 2022
Modul 02: Bio-psycho-soziales Modell, Epidemiologie und Public Health

Vorgelegt von
Scharfen, Florian

14.09.2022

Inhaltsverzeichnis

1 Einleitung

„In Deutschland sind 17 Prozent der Bevölkerung tätowiert – Tendenz steigend." (BfR, 2022a, S.1) Hierzu zählen Schmucktätowierungen, medizinische Tätowierungen und das Permanent Make-up. Die Gründe für ein Tattoo sind vielfältig. Viele Menschen zeigen damit ihre Individualität, Bedürfnisse, Werte und Interessen. Auch kulturelle Hintergründe können eine Rolle spielen.

Das bekannteste kulturelle Beispiel ist die Ta Moko Tätowierung bei den Māori, dem indigenen Volkes Neuseelands. Damals hatten nur hochrangige Māori ein Ta Moko. Das Ta Moko selbst beinhaltet einen Code, der Rang und Herkunft des Trägers symbolisiert. (Australian Museum, 2018, eigene Übersetzung)

Ein weiteres Beispiel, dass Tätowierungen keine moderne Erscheinung des 20. Jahrhunderts sind, ist der Ötzi. 1991 ist Ötzi, der Mann aus dem Eis, in den italienischen Alpen gefunden worden. Die Mumie ist 5.250 Jahre alt und hat 61 Tätowierungen. (Bower, 2016, eigene Übersetzung)

Tätowierungen sind in den vergangenen Jahrzenten immer beliebter geworden. Anfang des Jahres wurde dieses Thema von einer negativen Seite beleuchtet.

„Seit dem 4. Januar 2022 sind schrittweise bestimmte Stoffe und Tätowiermitteln und „Permanent Make-ups" in der Europäischen Union beschränkt." (BfR, 2022a, S.1) Somit sind alle Tätowiermitteln, außer schwarz und weiß, aufgrund der chemischen Zusammensetzung nicht mehr erlaubt. Es gab eine Petition gegen die erlassene REACH-Verordnung. In dieser Petition ging es vorrangig um die Aussetzung der REACH-Verordnung für die Farbstoffe „Pigment Blue 15:3" und „Pigment Green 7". (Europäisches Parlament, 2020) Doch welche Faktoren rechtfertigen das Tattoo-Farben-Verbot nach der REACH-Verordnung der EU in Deutschland? Diese Frage wird in dieser Arbeit näher beleuchtet.

Nachdem in Kapitel 2 der Hintergrund sowie die theoretischen Grundlagen geklärt werden, folgt in Kapitel 3 die Methodik zur Literaturrecherche. Auf die chemischen Bestandteile der Tattoo-Farben und der gesundheitlichen Folgen von Tätowierungen geht es in Kapitel 4 mehr ins Detail. Im Kapitel 5 werden die Ergebnisse mit den aufgeführten Erkenntnissen aus dem Hintergrund und dem theoretischen Rahmen bewertet. Anschließend wird im selbigen Kapitel die Leitfrage beantwortet, ob die Erkenntnisse für oder gegen das Tattoo-Farben-Verbot durch die REACH-Verordnung der EU in Deutschland sprechen. Zum Ende, somit im letzten Kapitel, werden die zentralen Erkenntnisse kurz zusammengefasst und die Relevanz zur Praxis geprüft.

2 Hintergrund und theoretischer Rahmen

In diesem Kapitel wird das Chemikaliengesetz für Europa (REACH-Verordnung) näher beleuchtet. Anschließend wird der Begriff Tattoofarben definiert und die Unterschiede bei den Farben erklärt.

2.1 REACH-Verordnung

REACH ist die europäische Chemikalienverordnung zur Registrierung, Bewertung, Zulassung und Beschränkung chemischer Stoffe. REACH ist im Jahre 2007 in Kraft getreten und soll als Schutzmechanismus die menschliche Gesundheit und Umwelt sichern. (Amtsblatt der Europäischen Union, 2022, S.1)

„Sie soll gleichzeitig den freien Verkehr von Chemikalien auf dem Binnenmarkt gewährleisten und Wettbewerbsfähigkeit und Innovation fördern. REACH beruht auf dem Grundsatz, dass Hersteller, Importeure und nachgeschaltete Anwender die Verantwortung für ihre Chemikalien übernehmen. Sie müssen sicherstellen, dass Chemikalien, die sie herstellen und in Verkehr bringen, sicher verwendet werden." (Umweltbundesamt, 2022, Chemikalien / REACH) Der Originale englische Titel der REACH-Verordnung lautet: Regulation conceming the Registration, Evaluation, Authorisation and Restriction of Chemicals. Die REACH-Verordnung gilt als eine der strengsten Chemikaliengesetze der Welt. (Umweltbundesamt, 2022, Chemikalien / REACH).

Vor der REACH-Verordnung galt das Chemikalienrecht. Behörden mussten beim Chemikalienrecht die Chemikalien auf Sicherheit prüfen, auch wenn die Produkte oder Chemikalien bereits auf dem Markt waren. Dieses Verfahren galt als langsam und schwerfällig. Beim Verfahren in der REACH-Verordnung müssen die Hersteller Daten zur Registrierung der Ware vorlegen. Ohne dieser Registrierung darf die Ware bzw. die Chemikalie nicht auf den Markt gebracht werden. (Umweltbundesamt, 2022, Chemikalien / REACH).

Für den Bereich von Tätowierungen und permanent Make-ups ist der dazugehörige Abschnitt der REACH-Verordnung in deutsches nationales Recht umgewandelt worden. Hierzu gibt es die TätoV (Tätowiermittel-Verordnung). Hier sind die allgemeinen verbotenen Stoffe, die Mitteilungspflichten, die Kennzeichnungspflichten sowie die Straftaten bzw. Ordnungswidrigkeiten verankert. (Bundesministerium der Justiz, 2022, Tätowiermittel-Verordnung)

Generell unterliegen die Tätowiermittel dem LFGB (Lebensmittel- und Futtermittelgesetzbuch). Dies bedeutet, dass die Produkte für die Verbraucherinnen und Verbraucher sicher sein müssen und eine Schädigung der menschlichen Gesundheit ausgeschlossen werden kann. (BfR, 2022b, S.1)

2015 hat die ECHA (Europäische Chemikalienagentur) von der Europäischen Kommission den Auftrag erhalten, die Gesundheitsrisiken von Chemikalien in Tätowierfarben und Permanent Make-up zu bewerten und prüfen. (Bundesverband der Lebensmittelkontrolleure Deutschlands e.V., 2022)

Die ECHA stellte Bedenken fest, dass die Tätowierfarben und das Permanent Make-up gefährliche Stoffe enthalten. Diese können Hautallergien sowie andere schwerwiegende Auswirkungen auf die Gesundheit haben. Ebenfalls sind genetische Mutationen und Krebs durch die Tätowierfarben nicht ausgeschlossen.

Aufgrund dieser Bedenken sind die bisherigen altbewährten Tattoofarben zum 04.01.2022 verboten. Ziel der EU-REACH-Verordnung sei aber nicht das Verbot von Tätowierfarben, sondern verbesserte Farbqualität auf den Markt zu bringen um gesundheitliche Schädigungen aus-zuschließen. Fehlende Alternativen führten dazu, dass für die Farbstoffe Pigment Blau 15:3 und Pigment Grün 7 das Verbot, aufgrund der möglichen sozioökonomischen Auswirkungen, erst ab dem 04.01.2023 zählt. Hierbei hatte auch die Petition Einfluss genommen. (ECHA, 2022, Tätowierfarben und Permanent Make-up)

2.2 Begriffserklärung Tattoofarben

Tätowierfarben, oder auch Tätowiertinten genannt, sind Suspensionen, die bis zu 100 verschiedene absichtlich oder unabsichtlich beigemischte Verbindungen enthalten können. Zusammen mit Lösungs- und Konservierungsmitteln werden die Farbpigmente mit anderen Inhaltsstoffen gemischt. Potenziell gesundheitsgefährdende Inhaltsstoffe einiger chemischen Tätowiertinten sind immunotoxisch, kanzerogen, mutagen, reproduktionstoxisch, sensibilisierend oder ätzend. Tätowierfarben mit diesen potenziell toxischen Inhaltsstoffen sind im europäischen Raum weit verbreitet. Die bedeutendsten nachgewiesenen Gefahrenstoffe sind polyzyklische aromatische Kohlenwasserstoffe (43%), primäre aromatische Amine (14%), Schwermetalle (9%) und Konservierungsstoffe (6%). (Weiß et al., 2021, S. 659)

Viele der ursprünglichen genutzten Tätowierfarben waren für eine andere Nutzung produziert worden. Da diese Farben nahezu unlöslich sind, wurden sie beispielsweise als Autolacke verwendet. (Vasold et al., 2010, S. 104)

Die Beständigkeit der Tätowierung wird durch die Verwendung von unlöslichen Pigmenten erreicht. Diese werden durch die chemische Industrie hergestellt und können kleiner als

Nanopartikel sein. Schwarze Pigmente werden meist durch die vollständige Verbrennung von Kohlenwasserstoffpartikeln gewonnen. Hierbei entsteht Ruß. (Weiß et al., 2021, S. 659) Ruß ist nach The International Agency für Research on Cancer (IARC) als möglicherweise krebserregend eingestuft. (Deutsche Krebsgesellschaft, 2015)

Weiße Pigmente werden durch die chemische Verbindung Titandioxid hergestellt. Diese chemische Verbindung tritt in der Natur als Rutil, Anatas und Brookit auf, wobei zur Herstellung nur Rutil und Anatas verwendet werden. 2010 wurde Titandioxid von der IARC ebenfalls als möglicherweise krebserregend eingestuft. Diese Einstufung zählt aber nur beim Inhalieren der chemischen Verbindung. Für die Verwendung als Farbpigment für Tätowierungen ist eine krebserregende Wirkung eher unwahrscheinlich. (Weiß et al., 2021, S. 660)

Für alle anderen farbigen Pigmente verwendet man anorganische und organische chemische Verbindungen.

Die anorganischen Verbindungen werden auf der Basis von Eisenoxiden oder Schwermetallen synthetisiert. Die meisten anorganischen Pigmente, die man zur Herstellung von Tätowierfarben verwendet, sind von der IARC als möglicherweise krebserregend bis krebserzeugend eingestuft. Als krebserzeugend zählen die Schwermetalle Quecksilbersulfid, Cadmiumsulfid, Chromoxid und Cobaltspinell. Zusätzlich zählen einige Metalle als mögliche Allergene. Der häufigste Sensibilisator für allergische Reaktionen auf Metalle ist Nickel.

Aufgrund der allergischen Reaktionen und Bewertung der IARC ist die Verwendung von anorganischen Pigmenten für Tätowierungen zurück gegangen. (Weiß et al., 2021, S. 660)

Organische Farbpigmente zeichnen sich durch intensive Färbung und hoher Farbbrillianz, aufgrund der starken Fähigkeit Licht zu absorbieren, auf der Haut aus. In mehr als 80% der heute verwendeten Tätowierfarben finden sich industriell hergestellte organische Pigmente wieder. Die Herstellung dieser Pigmente erfordert komplexe chemische Verfahren, bei denen verschiedene Ausgangsstoffe, Nebenprodukte und andere nicht spezifizierte Verbindungen enthalten sein können. Primäre aromatische Amine (PAA) werden zur Synthese der chemischen Verbindungen benötigt. Die PAA sind die wichtigsten Verunreinigungsfaktoren in Form von freien aromatischen Aminen in Tattoofarben. Diese freien aromatischen Amine sind als karzinogen, mutagen und reproduktionstoxisch eingestuft. (Weiß et al., 2021, S. 660)

Da das Tätowieren von reinem Pigmentpulver nicht möglich ist, müssen die Pigmente durch ein flüssiges Medium ergänzt werden. Aufgrund der wasserunlöslichen Eigenschaft der Pigmentartikel müssen diese in Lösungsmitteln zu einer Flüssigkeit vermischt werden. Dies geschieht mit Hilfe von Emulgatoren, Bindemitteln, Verdickungsmitteln sowie Entschäumungsmittel. 2010 wurde in einer Untersuchung festgestellt, dass in Tätowiertinten die Konzentration von Pigmenten zwischen 10 und 30 Volumenprozent liegt. Untersuchungen ergaben, dass zum Teil verschiedene gesundheitsschädliche Konservierungsstoffe und Bindemittel in den Suspensionen der Tätowiermittel enthalten sind. Hierzu zählt der krebserregende Formaldehyd und der Allergien hervorrufende Schellack. Ebenfalls wurden in Tätowierungen Metallrückstände von Tätowiernadeln gefunden. Da diese Nadeln einen hohen Anteil an Nickel und Chrom enthalten, können diese ein Allergierisiko darstellen. (Weiß et al., 2021, S. 661)

3 Methodisches Vorgehen

Im Vorfeld zu dieser Hausarbeit wurde eine Literaturrecherche nach dem Schneeballverfahren durchgeführt. Diese erfolgte auf den Datenbanken Base, Google Scholar und PubMed. Es wurde die Online Hochschulbibliothek der Technischen Hochschule Deggendorf genutzt. Ergänzend erfolgte eine Handsuche in den Zeitschriften „Padua", „Pflege" und die „Schwester und Pfleger". Aufgrund der mangelhaften Datenlage in Zusammenhang mit der Fragestellung dieser Hausarbeit wurden ebenfalls Websites von namenhaften und anerkannten Instituten verwendet. Die Schlüsselbegriffe waren Tätowierfarben, REACH-Verordnung und Verbot von farbigen Tattoos in Deutschland. Der für die Literaturanalyse relevante Zeitraum wurde auf Veröffentlichungen aus den Jahren 2008 bis 2022 begrenzt.

4 Ergebnisse

Nachdem die REACH-Verordnung und die Tattoofarben definiert und theoretisch beleuchtet worden sind, werden jetzt mögliche Faktoren und Erkenntnisse aufgeführt, die das Verbot der Tattoofarben und die REACH-Verordnung stützen könnten.

4.1 Inhaltsstoffe der Tätowiermittel und deren Wirkung

Ein wichtiger Faktor, mit welchem auch die REACH-Verordnung begründet und argumentiert wird, sind die chemischen Verbindungen und die Zusammensetzung der Tätowierfarben. „Die zum Tätowieren verwendeten Gemische bestehen im Allgemeinen aus Farbstoffen und Hilfsbestandteilen wie Lösungsmitteln, Stabilisatoren, Netzmitteln, pH-Regulatoren, Weichmachern, Konservierungsmitteln und Verdickungsmitteln. Die Gemische werden in die menschliche Haut, in den Augapfel oder in Schleimhäute eingebracht. Die Farbstoffe bleiben meist in der Nähe der Stelle, an der das Gemisch eingebracht wird, sodass die Tätowierung oder das Permanent Make-up sichtbar bleibt. Die löslichen Bestandteile des Gemisches werden jedoch binnen Stunden oder Tagen über den gesamten Körper verteilt. Folglich sind die Haut und andere Organe den Wirkungen dieser löslichen Stoffe über einen längeren Zeitraum ausgesetzt. Einige dieser Stoffe haben gefährliche Eigenschaften, die ein potenzielles Risiko für die menschliche Gesundheit darstellen." (Europäisches Parlament, 2020) Die möglich gesundheitsgefährdenden Stoffe wurden unter Punkt 2.2 bereits exemplarisch genannt.

Das Europäische Parlament möchte mit der REACH-Verordnung nicht Tätowierungen verbieten, sondern die Menschen vor möglichen gesundheitlichen Risiken schützen. Durch diese Verordnung sind ca. 4.200 Substanzen erfasst worden, die zur Verwendung nicht oder nur in Kleinstmengen erlaubt sind. (BfR, 2022a)

Experten haben im Rahmen eines virtuellen Treffens beim Bundesinstitut für Risikobewertung am 03. März 2022 über die REACH-Beschränkungen ihre Bedenken ausgesprochen. Grund für die Sorge seien die festgelegten Grenzwerte. Die meisten Grenzwerte in der Verordnung wurden als Gruppengrenzwerte ohne toxikologische Bewertung festgelegt. Dies bedeutet, dass nicht eingestufte Stoffe nicht unter die Beschränkung fallen. Einige Stoffe konnten nicht eingestuft werden, da von den Herstellern der Pigmente keine Informationen zur Verfügung gestellt werden. (BfR, 2022b, S. 2)

Auch darf man die sensibilisierende Wirkung von Tätowiermitteln nicht außer Acht lassen. In wenigen Studien wurde über Fälle berichtet, in denen Menschen allergische oder anaphylaktische Reaktionen auf bestimmte Inhaltsstoffe nach einer Tätowierung bekamen. Diese Reaktionen waren nachweislich durch die Tätowierfarben verursacht. (Weiß et al., 2021, S. 663)

Die meisten allergischen Reaktionen treten bei roten und rosa Farbtönen auf. Dies ist begründet durch die Verwendung von Azopigmenten, die nachweislich oft krebserregend und sensibilisierend sind. (Weiß et al., 2021, S. 660)

Forscher haben zudem herausgefunden, dass die Leber fähig ist, Farbpigmente zu verstoffwechseln bzw. metabolisieren. Von diesen Metaboliten kann eine Gefährdung ausgehen, da man über die Verstoffwechslung der metabolisierten Pigmente bisher nur wenig weiß. (Meinertz, 2022, S. 41)

4.2 Gesundheitliche Folgen beim Tätowieren

Nachfolgend werden die Faktoren beim Tätowieren sowie die möglichen Komplikationen bei der Abheilung beleuchtet. Hierbei liegt der Hauptfokus nicht auf der Arbeitsweise und den Rahmenbedingungen des Tätowierers.

Beim Tätowieren entstehen aufgrund der zahlreichen Einstichkanäle durch die Tätowiernadeln eine große Wundfläche auf der Haut. Nach den Einstichen setzt die Wundheilung sofort ein um die Integrität der Haut wiederherzustellen. Beim Wundheilungsprozess setzt der menschliche Körper zahlreiche Entzündungsreaktionen in Gang um die Wundheilung zu starten und mögliche Infektionen zu vermeiden. Aufgrund der Tätowiertinten kann dieser Wundheilungsprozess durch Irritanzien, Sensibilisatoren und Mikroorganismen gestört werden. Wissenschaftliche Studien gibt es zu dieser Thematik noch nicht. (Weiß et al., 2021, S. 661) Dennoch kommt es gehäuft nach dem Tätowieren zu Krusten, Entzündungszeichen und Wundheilungsstörungen.

Infektionen nach dem Tätowieren sind auch keine Seltenheit. Beeinflussende Faktoren ist die sterile hygienische Arbeitsweise des Tätowierers, aber auch die Versorgung der Tätowierung in der Abheilungsphase. „Infektionen können entstehen, da die Hautbarriere, die einen natürlichen Schutz vor dem Eindringen von Keimen darstellt, zerstört wird. Im ungünstigsten Fall können Bakterien (z. B. Streptokokken, Staphylokokken oder Mykobakterien), Viren (z. B. Papilloma-, Herpes- oder Hepatitis-Viren) oder Pilze in die Wunde gelangen und nachfolgend zu ernsthaften Infektionserkrankungen führen." (BfR, 2022a, S.6) Im Rahmen einer Literaturrecherche von 2016 konnten im Zeitraum von 1984 bis 2015 67 Fälle von infektiösen Komplikationen nach Tätowierungen identifiziert werden. Komplikationen waren unter anderem lokale Hautinfektionen, Abszesse, nekrotisierende Fasziitis sowie schwere systemische Infektionen beispielsweise einer Endokarditis und einem septischen Schock. Grund hierfür waren bakterielle Krankheitserreger in geschlossenen, aber vor allem in bereits geöffneten Tätowierfarben. (Dieckmann et al., 2016)

Erhöhtes Risiko für Komplikationen sowie einer verlangsamten Wundheilung nach einer Tätowierung haben immungeschwächte Personen. Deshalb wird Personen, die unter Antibiotika- oder immunsuppressiver Therapie stehen oder andere Risikofaktoren aufweisen eine Tätowierung nicht bzw. nur unter ärztlicher Beratung empfohlen. Andere Risikofaktoren sind beispielsweise Vorerkrankungen des Herzens, Diabetes oder Blutgerinnungsstörungen. (BfR, 2014, S1.)

4.3   Untersuchungsergebnisse von solarer UV-Strahlung und Laserbehandlungen

In der REACH-Verordnung finden sich Regeln zu den gesundheitsgefährdenden aromatischen Aminen in Tätowierfarben, allerdings besteht weiterhin ein Forschungsbedarf bei der Frage, ob diese aromatischen Amine auch durch Stoffwechselprozesse sowie Sonneneinstrahlung im menschlichen Körper freigesetzt werden können. Bei Tätowierungen wird häufig über eine erhöhte Empfindlichkeit bei Sonneneinstrahlung berichtet. Hierbei kommt es zu Schmerzen, Stechen, Schwellungen und Juckreiz. (BfR, 2022a, S. 5)

In Untersuchungen konnte herausgefunden werden, dass UV-Licht bestimmte Azo-Pigmente spalten und kanzerogene Amine erzeugen kann. Die erwiesene Toxizität und Karzinogenität der lichtinduzierten Spaltprodukte hängt unter anderem von der Konzentration von Tätowierungspigmenten in der Haut ab. (Vasold et al., 2010, S. 104)

Ein neuer weiterer wichtiger Faktor in Bezug auf die lichtinduzierten Spaltprodukte ist die Tattoo-Entfernung durch die Laserbehandlung. Durch das Laserlicht werden Pigmentartikel des Tattoos in kleinere Fragmente zersprengt. Bei der Erhitzung und Fragmentierung des Pigmentes kann es zur Spaltung chemischer Bindungen innerhalb des Pigmentmoleküls kommen, so dass neue chemische Verbindungen entstehen könnten. Belege für die Freisetzung bedenklicher Zerfallsprodukte gibt es nicht, sind aber denkbar. (Weiß et al., 2021, S. 661)

Durch die Zersprengung der Pigmentartikel werden diese soweit verkleinert, dass sie über das Gefäßsystem abtransportiert werden können. Mögliche gesundheitsgefährdende Spaltprodukte würden sich beim Abtransport im Körper verteilen. (Vasold et al., 2010, S. 104)

Auch eine allergische Reaktion aufgrund der Entstehung von möglichen neuen chemischen Verbindungen ist nicht ausgeschlossen. (BfR, 2022a, S. 7)

5   Diskussion

Um die eingehende Frage zu bewerten, ob das Tattoofarben-Verbot durch die REACH-Verordnung wissenschaftlich gerechtfertigt ist, werden nachfolgend die Ergebnisse kurz zusammengefasst.

Die Inhaltsstoffe von Tätowiermitteln enthalten nachweislich gesundheitsgefährdende Stoffe, so dass eine Reglementierung der Zusammensetzung von den Tätowierfarben durch die REACH-Verordnung durchaus sinnvoll ist.

Bei den Farbpigmenten in Tätowierfarben handelt es sich größtenteils um schwer lösliche partikuläre Substanzen, deren Zusammensetzung bis heute noch nicht vollständig aufgegliedert werden konnten. Über die Wirkung und den Verbleib im menschlichen Körper ist nur sehr wenig bekannt. Auch ist die Forschungs- und Datenlage hierzu äußerst klein. Viele

Aspekte, wie die Verteilung der Farbpigmente im Körper, in den Organen, ihre Persistenz sowie deren Photostabilität bei Exposition gegenüber Sonnenlicht sind nicht ausreichend geklärt. Es fehlen toxikologische Daten, die die Verwendung der Tätowiermittel in Bezug auf erbgutverändernde, krebserzeugende oder fruchtbarkeitsschädigende Wirkungen belegen.

Karzinogene Auswirkungen treten in der Regel erst Jahre oder Jahrzehnte nach einer Tätowierung auf und können somit kaum mit den Inhaltsstoffen von Tätowierfarben in Verbindung gebracht werden.

6 Fazit

Die REACH-Verordnung ist ein guter Anfang um das Thema Gesundheitsvorsorge in der Tattoo-Industrie zu etablieren und sensibilisieren. Allerdings ist die Akzeptanz in der Bevölkerung über die REACH-Verordnung eher gering, da das Wissen über schwere gesundheitliche Folgen durch Tätowierfarben noch nicht mit wissenschaftlichen Studien belegt worden ist. Die rechtsmedizinische Leitung der Charité – Berlin, Prof. Dr. Med. Michael Tsokos teilte Anfang des Jahres auf seinen Social-Media-Kanälen mit, dass das Tattoofarben-Verbot aufgrund nicht vorhandener belegbarer Studien, kein Nachweis für gesundheitliche Schädigungen vorweist und somit nicht gerechtfertigt ist.

Ohne epidemiologische Daten, die über einen Zeitraum von mehreren Jahrzehnten gesammelt, untersucht und ausgewertet werden, kann der Zusammenhang zwischen den gesundheitsschädlichen Aspekten und den Tätowiermitteln kaum aufgedeckt werden.

Hierzu hat das BfR in Berlin und die Klinik für Dermatologie der Universität Regensburg eine Kooperation ins Leben gerufen um die Datenlage rund um das Thema der gesundheitlichen Auswirkungen von Tätowierungen wissenschaftlich zu beleuchten. (Weiß et al., 2021, S. 668) Auch hat das BfR in Zusammenarbeit mit der Charité in Berlin eine Studie begonnen in welcher untersucht wird, wie viel Tätowierfarbe sich nach dem Tätowieren im Körper befindet. (Bundesverband Tattoo, 2022)

Im Laufe der ersten zwei Quartale dieses Jahres haben die ersten Tattoofarben-Hersteller bereits EU-konforme Farben auf den Markt gebracht. Die Bandbreite der Farben ist allerdings noch eher schmal.

Zusammenfassend soll die REACH-Verordnung die Bevölkerung vor möglichen, nicht in Studien bewiesenen, gesundheitlichen Risiken schützen. Aufgrund von Untersuchungen der Tätowierfarben sind die Bedenken über die Inhaltsstoffe gerechtfertigt und somit die Verordnung ein erster richtiger Schritt. Allerdings benötigt es zahlreiche weitere Studien und Forschungsergebnisse um diese Bedenken sicher belegen zu können.

Abkürzungsverzeichnis

BfR	Bundesinstitut für Risikobewertung
ECHA	Europäische Chemikalienagentur
IARC	The International Agency für Research on Cancer
LFGB	Lebensmittel- und Futtermittelgesetzbuch
PAA	Primäre Aromatische Amine
REACH	Registrierung, Evaluierung und Autorisierung von Chemikalien
TätoV	Tätowiermittel-Verordnung

Literaturverzeichnis

Amtsblatt der Europäischen Union. Verordnung (EU) 2020/2081 der Kommission vom 14. Dezember 2020 zur Änderung des Anhangs XVII der Verordnung (EG) Nr. 1907/2006 des Europäischen Parlaments und des Rates zur Registrierung, Bewertung, Zulassung und Beschränkung chemischer Stoffe (REACH) betreffend Stoffe in Tätowierfarben oder Permanent-Make-up. (2020). Zugriff am 20.08.2022 von https://eur-lex.europa.eu/legal-content/DE/TXT/PDF/?uri=CELEX:32020R2081&from=DE

Australian Museum. (2018). *The Meaning of Ta Moko – Maori Tattooing*. Zugriff am 19.08.2022 von https://australian.museum/about/history/exhibitions/body-art/the-meaning-of-ta-moko-maori-tattooing/

Bundesinstitut für Risikobewertung (BfR). (2022a). *Fragen und Antworten zu Tätowiermitteln*. Zugriff am 19.08.2022 von https://www.bfr.bund.de/de/fragen_und_antworten_zu_taetowiermitteln-187854.html

Bundesinstitut für Risikobewertung (BfR). (2014). *Infektionsrisiken durch Tätowierungen*. Zugriff am 10.09.2022 von https://mobil.bfr.bund.de/cm/343/infektionsrisiken-durch-taetowierungen.pdf

Bundesinstitut für Risikobewertung (BfR). (2022b). *Notwendige Spezifikationen für Inhaltsstoffe von Tätowiermitteln: Expertengespräch im BfR*. Zugriff am 19.08.2022 von https://www.bfr.bund.de/cm/343/notwendige-spezifikationen-fuer-inhaltsstoffe-von-taetowiermitteln-expertengespraech-im-bfr.pdf

Bundesministerium der Justiz. (2022). *Verordnung über Mittel zum Tätowieren einschließlich bestimmter vergleichbarer Stoffe und Zubereitungen aus Stoffen (Tätowiermittel-Verordnung*. Zugriff am 26.08.2022 von https://www.gesetze-im-internet.de/t_tov/BJNR221500008.html

Bundesverband der Lebensmittelkontrolleure Deutschlands e.V.. (2022). *Keine bunten Tattoos ab 2022 mehr? REACH-Verordnung sorgt für Unsicherheit*. Zugriff am 27.08.2022 von https://bvlk.de/news/keine-bunten-tattoos-ab-2022-mehr-reach-verordnung-sorgt-fuer-unsicherheit.html

Bundesverband Tattoo. (2022). *Das Bundesinstitut für Risikobewertung (BfR) sucht Dich!*. Zugriff am 10.09.2022 von https://bundesverband-tattoo.de/2021/07/28/das-bundesinstitut-fuer-risikobewertung-bfr-sucht-dich/?fbclid=IwAR02ByLxTnWvcuvsm8IriP3xcFKkdFkS-X2orOT-GErxWQbylVyefBs8NN9I

Deutsche Krebsgesellschaft. (2015). *Krebserregende Stoffe im Alltag.* Zugriff am 31.08.2022 von https://www.krebsgesellschaft.de/onko-internetportal/basis-informationen-krebs/bewusst-leben/sonne-und-freizeit/krebsausloesende-substanzen-und-strahlen.html

Dieckmann, R., Boone, I., Brockmann, SO., Hammerl, JA., Kolb-Mäurer, A., Goebeler, M., Luch, A., Al Dahouk, S. (2016). Risiken für bakterielle Infektionen nach Tätowierungen – Ein systematisches Literaturreview. *Deutsches Ärzteblatt, Jg. 113 (40)*, 665-671.

European Chemicals Agency. (2022). *Tätowierfarben und Permanent Make-up.* Zugriff am 27.08.2022 von https://www.echa.europa.eu/de/hot-topics/tattoo-inks/

Meinertz, T., (2022). Tattoos: *Die Gefahr der bunten Punkte.* Zugriff am 04.09.2022 von https://www.herzstiftung.de/system/files/2022-03/HB0122-tattoo.pdf

Petitionen des Europäischen Parlaments. (2020). *Petition Nr. 1072/2020, eingereicht von Erich Mähnert, österreichischer Staatsangehörigkeit, zum Erhalt der beiden Pigmente Blue 15:3 & Green 7 in der Verordnung (EG) Nr. 1907/2006 (REACH).* Zugriff am 31.08.2022 von https://www.europarl.europa.eu/petitions/de/petition/content/1072%252F2020/html/Petition-Nr.%25C2%25A01072%252F2020%252C-eingereicht-von-Erich-M%25C3%25A4hnert%252C-%25C3%25B6sterreichischer-Staatsangeh%25C3%25B6rigkeit%252C-zum-Erhalt-der-beiden-Pigmente-Blue%25C2%25A015%253A3-%2526-Green%25C2%25A07-in-der-Verordnung-%2528EG%2529-Nr.%25C2%25A01907%252F2006-%2528REACH%2529

Journal of Archaeological Science. (2016) *Iceman has the world's oldest tattoos.* Zugriff am 19.08.2022 von https://www.sciencenews.org/article/iceman-has-worlds-oldest-tattoos

Umweltbundesamt. (2022). *Chemikalien / REACH.* Zugriff am 26.08.2022 von https://www.umweltbundesamt.de/themen/chemikalien/reach-chemikalien-reach

Vasold, R., Engel, E., König, B., Landthaler, M., Bäumler, W. (2010). *Gesundheitsrisiko durch Tätowierungspigmente.* EBM: Bösartige Erkrankungen der Haut, *HAUT, 03/08*, 104-106.

Weiß, T., Schreiver, I., Siewert, K., Luch, A., Haslböck, B., Berneburg, M., Bäumler, W. (2021). *Tattoos – mehr als nur kolorierte Haut? Auf der Suche nach Tattoo-Allergenen.* Journal der Deutschen Dermatologischen Gesellschaft, 657 – 671. Zugriff am 28.08.2022 von https://onlinelibrary.wiley.com/doi/epdf/10.1111/ddg.14436_g

BEI GRIN MACHT SICH IHR WISSEN BEZAHLT

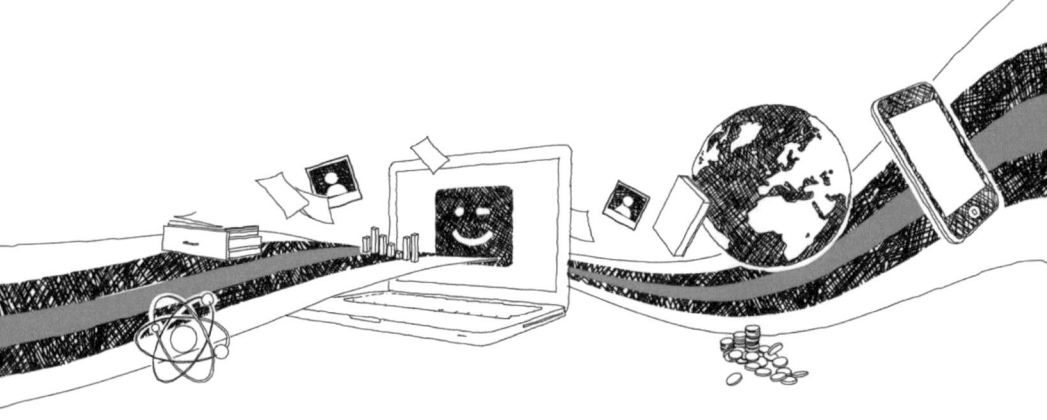

- Wir veröffentlichen Ihre Hausarbeit, Bachelor- und Masterarbeit

- Ihr eigenes eBook und Buch - weltweit in allen wichtigen Shops

- Verdienen Sie an jedem Verkauf

Jetzt bei www.GRIN.com hochladen und kostenlos publizieren

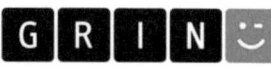